Healthy At Last

Saludable Por Fin

Shane "Felipe" Linder

Some people enjoy eating certain foods so much that they do not mind being overweight and the health complications that come with that. The author of this book does not judge them. It is a lifestyle choice. The author was about ten pounds overweight and it was causing him minor health problems. He was able to lose thirty pounds (14 kilograms) and keep the weight off. This book tells how he did it.

The typical American diet is the "meat and potatoes" diet. It is high-fat with a lot of refined carbohydrates and sugar. There are many "comfort" foods that are killing people. Fast food burgers, French fries, ice cream, doughnuts, bacon, fried chicken, sausage, pizza, cakes, candy and soda pop. There are healthy versions of these foods but because most of the population doesn't look for them, they are not readily available. Each person is free to decide what they want to eat but they will reap the consequences or benefits of their decision.

Some people would rather eat their favorite foods during their life and die early than reach 100 by eating "twigs and leaves." That is their decisions and they should not be judged for it. Others prefer to restrict their diet to healthy food and only eat unhealthy options a few times a year during holidays or special celebrations. They find joy in life from other activities besides eating. They take walks in the park with family members or friends, exercise, listen to music, play an instrument, read, dance, sing, play tennis, golf or other sports, play table games, write letters and other such activities. If you are one of those people, who doesn't want life to center on food, this is the book you have been looking for.

Algunas personas disfrutan de comer ciertos alimentos tanto que no les importa tener sobrepeso y las complicaciones de salud que conlleva. El autor de este libro no los juzga. Es una elección de estilo de vida. El autor tenía aproximadamente diez libras de sobrepeso y le causaba problemas menores de salud. Pudo perder treinta libras (14 kilogramos) y mantener el peso. Este libro cuenta cómo lo hizo.

La dieta estadounidense típica es la dieta de "carne y papas". Es alto en grasa con una gran cantidad de carbohidratos refinados y azúcar. Hay muchos alimentos "reconfortantes" que matan personas. Hamburguesas de restaurantes de comida rápida, papas fritas, helado, donas, tocino, pollo frito, salchichas, pizza, pasteles, dulces y refrescos. Existen versiones saludables de estos alimentos, pero debido a que la mayoría de la población no los busca, no están disponibles. Cada persona es libre de decidir lo que quiere comer, pero cosecharán las consecuencias o los beneficios de su decisión.

Algunas personas preferirían comer sus comidas favoritas durante su vida y morir antes de llegar a los 100 comiendo "ramitas y hojas". Ésas son sus decisiones y no deberían ser juzgadas por ello. Otros prefieren restringir su dieta a alimentos saludables y solo comer la comida típica algunas veces al año durante días festivos o celebraciones especiales. Ellos encuentran alegría en la vida de otras actividades además de comer. Caminan en el parque con familiares o amigos, hacen ejercicio, escuchan música, tocan un instrumento, leen, bailan, cantan, juegan tenis, golf u otros deportes, juegan juegos de mesa, escriben cartas y otras actividades similares. Si eres una de esas personas, que no quiere que la vida se centre en la comida, este es el libro que has estado buscando.

Chapter One

Keeping Track of Nutrition

I once had a minivan with a faulty body computer which controlled all the electronics. First it started with the electric locks doing funny things but eventually all the gauges on the dashboard quit working. I didn't know how fast I was driving or how much gas was in the tank.

In much the same way, that is how I lived in relationship with my physical body. I didn't keep track of how much I ate, how much exercise I did or how much I slept. I just ate when I wanted to, slept when I wanted to and would exercise when I felt like it. This changed for me after I fought with depression and discovered some technology that made keeping track of my lifestyle easy. I downloaded an app to my phone called MyFitnessPal (there are other apps available) and purchased a pedometer I can wear on my wrist or my belt.

A nutritional app provides me all the information about my physical body that a car's gauges provide about the car. It is a little bit of a hassle to have to enter all the data every time I eat however since my phone has a camera, I can take a picture of my meal and enter the data later if I don't have time or am in a social situation that makes it awkward.

Capítulo uno

Mantener un registro de la nutrición

Una vez tuve una minivan con una computadora corporal defectuosa que controlaba todos los componentes electrónicos. Primero comenzó con las cerraduras eléctricas haciendo cosas graciosas, pero finalmente todos los medidores en el tablero dejaron de funcionar. No sabía qué tan rápido estaba conduciendo ni cuánto combustible había en el tanque.

De la misma manera, así es como viví en relación con mi cuerpo físico. No hice un seguimiento de cuánto comí, cuánto ejercicio hice o cuánto dormí. Solo comía cuando quería, dormía cuando quería y hacía ejercicio cuando tenía ganas. Esto cambió para mí después de luchar con la depresión y descubrí algo de tecnología que facilitó el seguimiento de mi estilo de vida. Descargué una aplicación a mi teléfono llamada MyFitnessPal (hay otras aplicaciones disponibles) y compré un podómetro que puedo usar en mi muñeca o mi cinturón.

Una aplicación de nutrición me proporciona toda la información sobre mi cuerpo físico que los medidores de un automóvil proporcionan sobre el automóvil. Es un poco molesto tener que ingresar todos los datos cada vez que como, sin embargo, dado que mi teléfono tiene una cámara, puedo tomar una foto de mi comida e ingresar los datos más adelante si no tengo tiempo o estoy dentro una situación social que lo torna incómodo.

We set up the app by entering our age, height, sex, weight, level of activity, etc. Based on that, the app will set a calorie intake and make nutritional recommendations. It tells us how many grams of fiber, carbohydrates and protein we should be getting. As we enter the data during the day, we can use that information to choose the food for our next meal. Do I need more protein and less fat? Thus by the end of the day, my food intake is balanced.

One learns to stay away from the high calorie foods because the more high calorie foods we eat – THE LESS FOOD WE CAN EAT! For example: a food that is high in fat will have a lot of calories so eight ounces of the high fat food may have two or three times the calories than eight ounces of a low calorie food.

This book does not have a magic diet. If you want to lose weight, the easiest way to lose weight with a nutrition-tracking app like MyFitnessPal is to buy frozen pre-cooked food. All the calorie information is on them. It is easy to track the nutrition. Breakfast can be dry cereal, frozen waffles or oatmeal that is measured so one knows exactly how much they are consuming. Eventually, one can start cooking with basic ingredients and I will explain how to calculate the calories using a spreadsheet

This diet is whatever you like. While I prefer a pescatarian diet, this is a diet that meat-eaters can use, vegans, ovo-lacto vegetarians.

Configuramos la aplicación ingresando nuestra edad, altura, sexo, peso, nivel de actividad, etc. Basado en eso, la aplicación establecerá una ingesta de calorías y hará recomendaciones nutricionales. Nos dice cuántos gramos de fibra, carbohidratos y proteínas deberíamos obtener. A medida que ingresamos los datos durante el día, podemos usar esa información para elegir los alimentos para nuestra próxima comida. ¿Necesito más proteína y menos grasa? Por lo tanto, al final del día, mi ingesta de alimentos está equilibrada.

Uno aprende a mantenerse alejado de las comidas altas en calorías porque los alimentos más altos en calorías que comemos ¡MENOS ALIMENTOS QUE PODEMOS COMER! Por ejemplo: un alimento con alto contenido de grasa tendrá muchas calorías, por lo que ocho onzas del alimento con alto contenido de grasa pueden tener dos o tres veces más calorías que ocho onzas de un alimento bajo en calorías.

Este libro no tiene una dieta mágica. Si desea perder peso, la forma más fácil de perder peso con una aplicación de seguimiento nutricional como MyFitnessPal es comprar alimentos precocinados congelados. Toda la información de calorías está en ellos. Es fácil rastrear el nurtricion. El desayuno puede ser cereal seco o harina de avena que se mide para que uno sepa exactamente cuánto están consumiendo. Eventualmente, uno puede comenzar a cocinar con ingredientes básicos y le explicaré cómo calcular las calorías usando una hoja de cálculo.

Esta dieta es lo que quieras. Si bien prefiero una dieta pescatariana, esta es una dieta que los consumidores de carne pueden usar, veganos, ovo-lacto vegetarianos.

Meat-eaters need to make sure they get enough fiber and vegetarians need to make sure they get enough protein. A nutrition-tracking app does that.

Your weight will depend upon the amount of food you eat and your activity level. The food we eat impacts our weight by 80% and exercise impacts it be 20%. It is very difficult to exercise enough to make up for a bad diet. Consider this.

A man 5'5" who weighs 145 pounds, and is moderately active, should eat 2,021 calories each day. If he eats 2,200 calories a day, he will gain weight until he eventually reaches 165 pounds and then he will stay at about 165 pounds as long as he continues eating 2,200 calories. If he starts eating 2,300 calories a day, he will gain weight until he reaches about 185 pounds.

Now if he becomes very active, he can eat 2,300 calories a day and remain 145 pounds. In order for him to get up to 185 pounds while living an extremely active lifestyle, he would need to eat 2,600 calories a day.

So what is "moderately" active? If you have a pedometer, it would be an average of 6,000 steps each day. If you exercise at school, in the park or a gym, it would be 1 hour of aerobic exercise three times a week. "Very" active is 10,000 steps each day or 1 hour of aerobic exercise six times a week.

A nutrition tracking app allows a person to track their exercise, diet and sleep habits. Some even track pulse and blood preasure.

Los carnívoros deben asegurarse de obtener suficiente fibra y los vegetarianos deben asegurarse de obtener suficiente proteína. Una aplicación de seguimiento de nutrición lo hace.

Su peso dependerá de la cantidad de comida que ingiera y su nivel de actividad. La comida impacta nuestro peso en un 80% y el ejercicio tiene un impacto del 20%. Es muy difícil hacer suficiente ejercicio para compensar una mala dieta. Considera esto.

Un hombre de 5'5" que pesa 145 libras y es moderadamente activo, debe comer 2.021 calorías por día. Si come 2,200 calorías al día, aumentará de peso hasta que finalmente alcance las 165 libras y luego se mantendrá en alrededor de 165 libras, siempre y cuando continúe comiendo 2,200 calorías. Si comienza a comer 2.300 calorías al día, aumentará de peso hasta alcanzar las 185 libras.

Ahora si comienza a ser muy activo, puede comer 2.300 calorías al día y seguir siendo 145 libras. Para que pueda obtener hasta 185 libras mientras vive un estilo de vida extremadamente activo, tendría que comer 2.600 calorías al día.

Entonces, ¿qué es "moderadamente" activo? Si tiene un podómetro, sería un promedio de 6.000 pasos cada día. Si hace ejercicio en la escuela, en el parque o en un gimnasio, sería una hora de ejercicio aeróbico tres veces por semana. "Muy" activo es de 10,000 pasos por día o 1 hora de ejercicio aeróbico seis veces a la semana.

Una aplicación de seguimiento nutricional permite a una persona realizar un seguimiento de sus hábitos de ejercicio, dieta y sueño. Algunos incluso rastrean pulso y presión arterial.

Quantity	Ingredient	Protein (g)	Fiber (g)	Carbs	Sugar	Sodium	Fat (g)
	BASIC INGREDIENTS						
0.5	Egg beaters	5	0	0.8		90	
1	Fat Free Shredded Mozzarella	9		2		280	
0.125	Small Red Beans	11	26	37	2	40	
1	Ole Xtreme Tortillas	4	11	16	0	310	1.5
1	Mexican Salsa			2	1	230	

16 tablespoons = 1 cup

3 teaspoons = 1 tablespoon

This is an example of a spreadsheet. I cannot explain how to create a spreadsheet in this book however this shows how one can be used. I created this one in Microsoft Excel. This spreadsheet contains the ingredients for a Mexican burrito. The ingredients are listed on the left. There is a column indicated the quantity of the ingredient being used. The first is Egg Beaters. There is one half of a serving used which is like half of an egg. The nutritional information per serving is also on the left side. One serving of Egg Beaters has 5 grams of protein. Because we are only using one half serving we can see how that is shown on the right side. The right side shows 3 grams of protein. Half of 5 is 2.5 and the spreadsheet rounds it to 3. This is done with all the ingredients until we see at the bottom on the right our nutritional information for our recipe.

"Cheat days" are popular in many diets and can help a person avoid boredom and stay on the diet. I don't like the term "cheat days" so I use the term "boost days". I eat about 500 more calories on a boost day, exercise more and will normally fast for one day within a week of doing a boost day.

Calories/unit	Unit	Calories	Fat (g)	Carbs	Sugar	Sodium	Fiber	Protein
30	1/4 cup	15	0	0	0	45	0	3
45	1/4 cup	45	0	2	0	280	0	9
96	1 cup	12	0	5	0	5	3	1
50	1 each	50	2	16	0	310	11	4
20	2 TBSP	20	0	2	1	230	0	0
		142	2	25	1	870	14	17
1	**each**	**142**	**2**	**25**	**1**	**870**	**14**	**17**

Este es un ejemplo de una hoja de cálculo. No puedo explicar cómo crearlo en este libro; sin embargo, esto muestra cómo se puede usar. Creé este en Microsoft Excel. Lo contiene los ingredientes para un burrito mexicano. Los ingredientes están listados a la izquierda. Hay una columna que indica la cantidad del ingrediente. El primero es Egg Beaters. Hay una mitad de una porción utilizada que es como la mitad de un huevo. La información nutricional por porción también está en el lado izquierdo. Una porción de Egg Beaters tiene 5 gramos de proteína. Como solo utilizamos una mitad de servicio, podemos ver cómo se muestra en el lado derecho. El lado derecho muestra 3 gramos de proteína. La mitad de 5 es 2.5 y la hoja de cálculo lo redondea a 3. Esto se hace con todos los ingredientes hasta que veamos en la parte inferior a la derecha nuestra información nutricional para nuestra receta.

Los "días de trampas" son populares en muchas dietas y pueden ayudar evitar el aburrimiento. No me gusta el término. Uso el término "días de aumento". Como aproximadamente 500 calorías más en un día de aumento, hago más ejercicio o ayunaré durante un día dentro de una semana después.

Chapter Two

What Do I Eat?

In a capitalist society, grocery stores will sell what the people want to buy. Restaurants will serve what customers like to order. Food factories will produce food that people demand. As a result, those in capitalist societies get very tasty and inexpensive food but it is not normally very healthy. Most people want cheap food that tastes good so that is what the stores, restaurants and factories make and deliver.

There is a very important piece of information people need to understand about food. Food can be divided into three categories. 1. Carbohydrates, 2. Protein, 3. Fats. Carbohydrates and protein have four calories per gram. Fat has nine calories per gram. Think about that for a minute. That is a reality we must fully understand if we want to eat well. If I eat 2,000 calories a day, that would be 222 grams of fat or 500 grams of carbohydrates and protein. Understand? I can get 222 grams of fat on one plate. It will take three plates or more for me to put 500 grams of carbohydrates and protein. So the less fat I eat, the more food I can eat.

Sugar is another item we must watch. It is a carbohydrate and thus only has four calories per gram however they are empty calories. Refined sugar used to make candy, soda pop and so many things sweet, comes with no vitamins or minerals.

Capitulo Dos

¿Qué debo comer?

En una sociedad capitalista, los supermercados venderán lo que la gente quiera comprar. Los restaurantes servirán lo que a los clientes les gusta pedir. Las fábricas de alimentos producirán alimentos que la gente demanda. Como resultado, aquellos en las sociedades capitalistas obtienen alimentos muy sabrosos y económicos, pero normalmente no son muy saludables. La mayoría de la gente quiere comida barata que tenga buen sabor, y eso es lo que fabrican y entregan las tiendas, los restaurantes y las entregan.

Hay una información muy importante que las personas necesitan comprender sobre los alimentos. La comida se puede dividir en tres categorías. 1. Carbohidratos, 2. Proteínas, 3. Grasas. Los carbohidratos y las proteínas tienen cuatro calorías por gramo. La grasa tiene nueve calorías por gramo. Piense en eso por un minuto. Esa es una realidad que debemos entender completamente si queremos comer bien. Si como 2,000 calorías al día, serían 222 gramos de grasa o 500 gramos de carbohidratos y proteínas. ¿Entender? Puedo poner 222 gramos de grasa en un solo plato. Tomará tres platos o más para poner 500 gramos de carbohidratos y proteínas. De modo que cuanto menos grasa como, más comida puedo comer.

El azúcar es otro artículo que debemos mirar. Es un carbohidrato y, por lo tanto, solo tiene cuatro calorías por gramo, pero son calorías vacías. El azúcar refinado utilizado para hacer dulces, refrescos y muchas otras cosas dulces, no contiene vitaminas ni minerales.

Natural sugar also has four calories per gram but is found in fruits and vegetables which also carry vitamins and minerals in them. Studies have shown the liver turns access sugar into fat which leads to weight gain and heart disease.

The big problem with sugar is that food manufacturers put it in a lot of products that do not need it. They do this because it makes the food taste better and gives it an addictive quality. The different manufacturers compete with each other so every company wants their food to taste the best. Adding sugar to a product is an easy way to make it taste better. However it also adds extra calories with no additional nutrition.

Many manufacturers are using low-calorie sugar substitutes. These have been shown to be safe alternatives. However we need to be aware these products do cause us to desire sweet food. Studies have shown that the people who consume the most sugar substitutes have overweight issues. This is not because sugar substitutes cause weight gain. Studies have also shown that sugar substitutes used as part of a regulated diet help with weight loss. The problem is that most people do not have regulated diet so the more sugar substitutes they eat, the more they desire more sweets and the more real sugar they eat. They do not eat less real sugar because of the sugar substitutes but rather they eat more. Many cashiers can tell you they see people buying candy and diet cola at the same time.

El azúcar natural también tiene cuatro calorías por gramo, pero se encuentra en frutas y verduras que también contienen vitaminas y minerales. Los estudios han demostrado que el hígado convierte el azúcar de acceso en grasa lo que lleva al aumento de peso y la enfermedad cardíaca.

El gran problema con el azúcar es que los fabricantes de alimentos lo colocan en muchos productos que no lo necesitan. Hacen esto porque hace que la comida sepa mejor y le da una cualidad adictiva. Los diferentes fabricantes compiten entre sí, por lo que cada empresa quiere que su comida tenga el mejor sabor. Agregar azúcar a un producto es una manera fácil de hacerlo saber mejor. Sin embargo, también agrega calorías adicionales sin nutrición adicional.

Muchos fabricantes usan sustitutos de azúcar bajos en calorías. Esto ha demostrado ser una alternativa segura. Sin embargo, debemos ser conscientes de estos productos para hacernos desear alimentos dulces. Los estudios han demostrado que las personas que consumen mucho de los sustitutos del azúcar tienen problemas de sobrepeso. Esto no es porque los sustitutos del azúcar causan aumento de peso. Los estudios también han demostrado que los sustitutos del azúcar utilizados como parte de una dieta regulada ayudan a perder peso. El problema es que la mayoría de las personas no tienen una dieta regulada, por lo que cuanto más sustitutos de azúcar consumen, más desean más dulces y más azúcar real comen. No comen menos azúcar real debido a los sustitutos del azúcar, sino que comen más. Muchos cajeros pueden decirle que ven a personas comprando dulces y refrescos dietéticos al mismo tiempo.

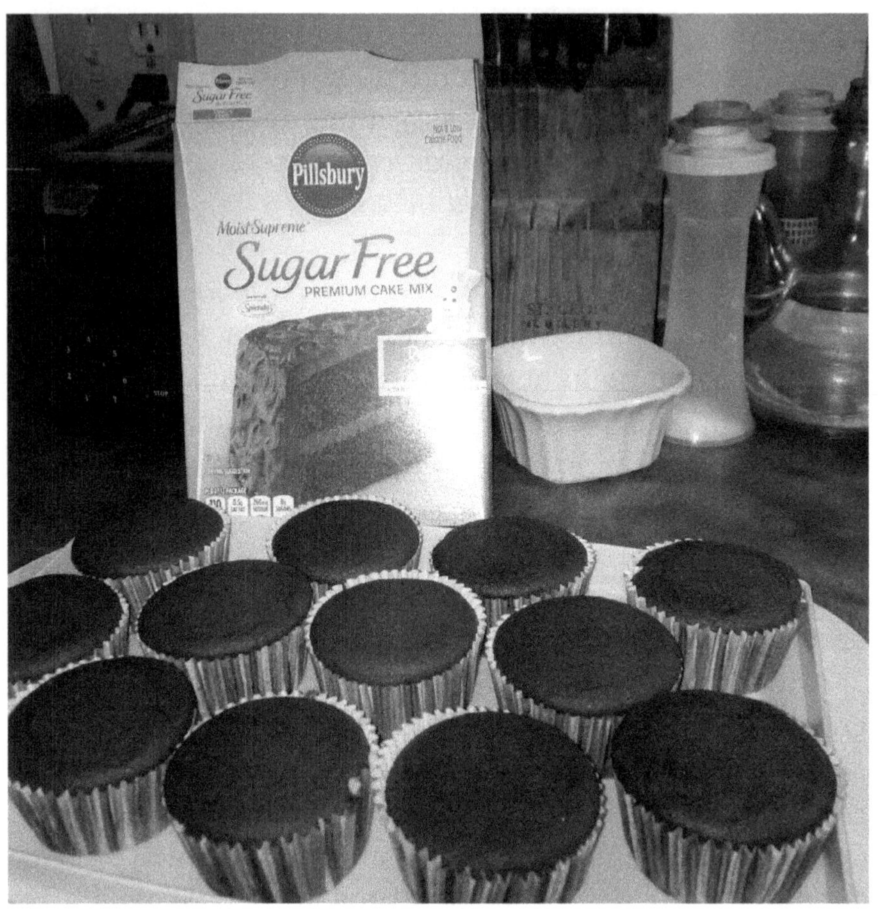

These are cupcakes made with applesauce instead of oil and egg whites without the yolks. The cake mix is sugar-free and was purchased in the local grocery store. These cupcakes have only 80 calories each which is because they have very little fat. The only sugar they contain is the natural sugar from the apple sauce. It has 1 gram of fat, 2 grams of protein and less than a gram of sugar. Compare this to one small slice of birthday cake. It has 310 Calories, 13 grams of fat, 2 grams of protein and 36 grams of sugar.

Estos son cupcakes hechos con puré de manzana en lugar de aceite y claras de huevo sin las yemas. La mezcla de pasteles no contiene azúcar y se compró en el supermercado local. Estos cupcakes tienen solo 80 calorías cada uno, lo que se debe a que tienen muy poca grasa. El único azúcar que contienen es el azúcar natural de la manzana. Tiene 1 gramo de grasa, 2 gramos de proteína y menos de un gramo de azúcar. Compare esto con una pequeña rebanada de pastel de cumpleaños. Tiene 310 calorías, 13 gramos de grasa, 2 gramos de proteína y 36 gramos de azúcar.

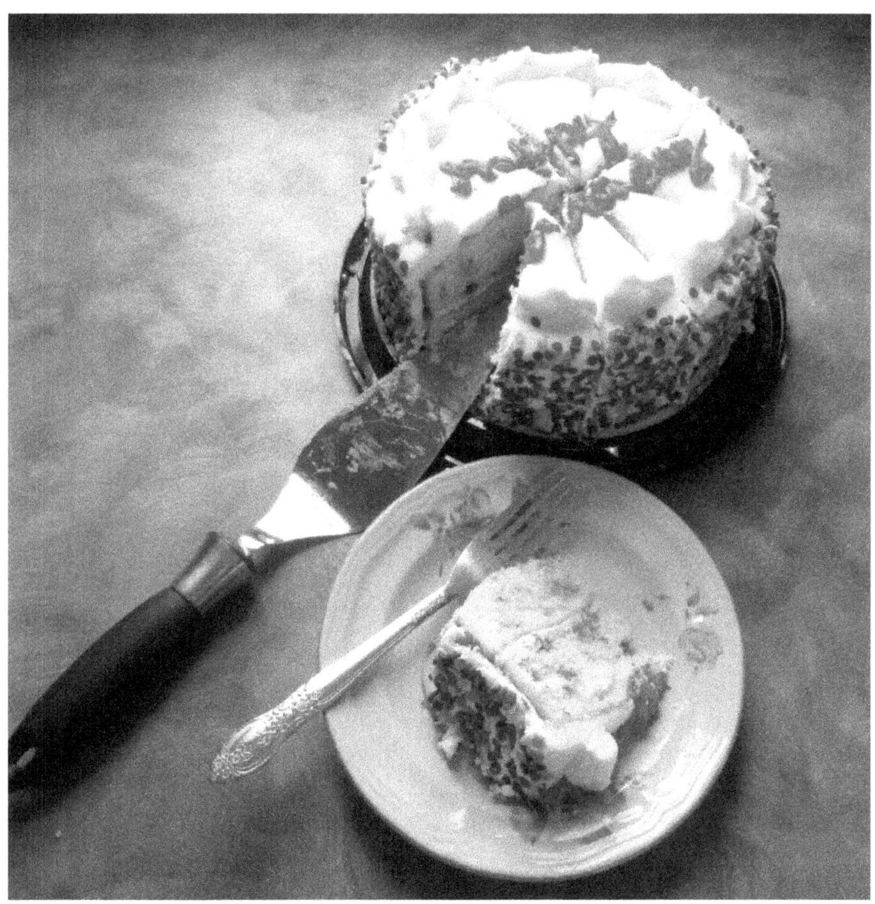

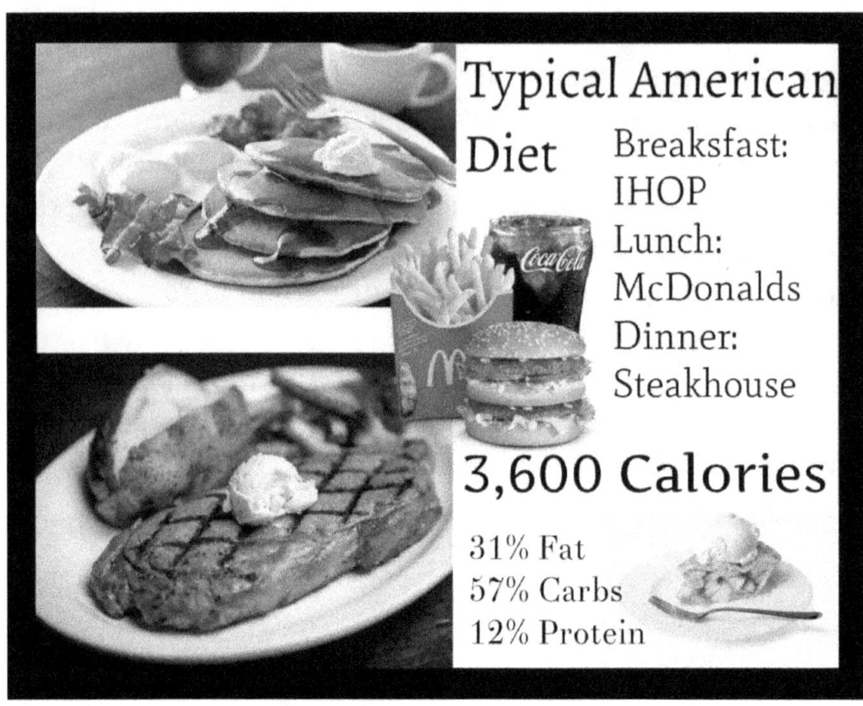

Here are some pictures to show the typical American diet and compare it to a healthier vegetarian diet. Of course, one does not need to be vegetarian to lose weight of maintain a healthy weight. However studies do show that vegetarians are less likely to be overweight.

This typical American diet is high in carbohydrates and fat and low in fiber. Most American may not eat like this every day but this draws a contrast to a healthier diet. The vegetarian diet is far less calories and plenty of food with only 2,000 calories.

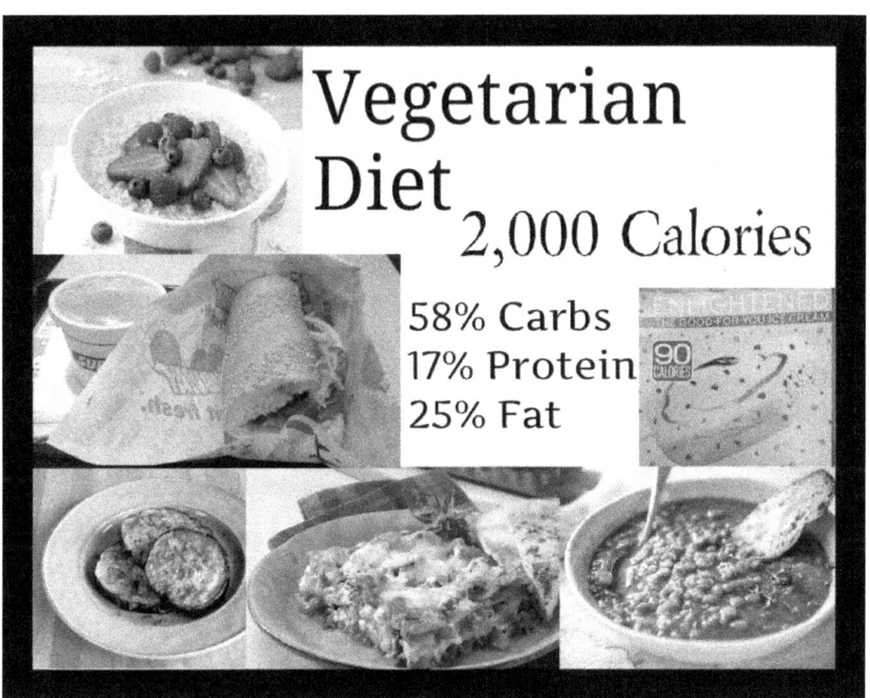

Aquí hay algunas imágenes para mostrar la dieta estadounidense típica y compararla con una dieta vegetariana más saludable. Por supuesto, uno no necesita ser vegetariano para perder peso o mantener un peso saludable. Sin embargo, los estudios muestran que los vegetarianos tienen menos probabilidades de tener sobrepeso.

Esta dieta típica estadounidense es alta en carbohidratos y grasas y baja en fibra. La mayoría de los estadounidenses no pueden comer de esta manera todos los días, pero esto contrasta con una dieta más saludable. La dieta vegetariana es mucho menos calorías y mucha comida con solo 2.000 calorías.

Remember in chapter one we saw the 145 pound man, 5'5" who was moderately active could eat, 2,021 calories a day. If he became very active he could eat 2,300 calories a day. That means he goes from walking 6,000 steps a day to walking 10,000 steps. Or, he goes from work out for an hour three days a week to six days a week. If he doubles his exercise, he can only eat an extra 279 calories. Look at the picture of that typical American diet again. That is 3,600 calories!   Exercise is essential but a person cannot exercise their way to good health without making changes in their diet.

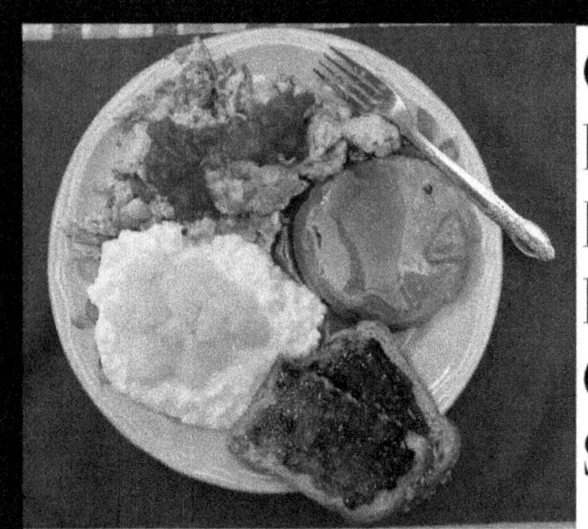

Scrambled eggs with salsa, waffle covered with peanut butter and syrup, cottage cheese with diced pears and toast with jelly.

This breakfast is made with eggs without yolks, low-fat peanut butter, sugar-free jelly, fat-free cottage cheese and whole grain waffles and toast.

The pupusa dinner is very simple. If the pupusa was made with fat-free cheese, there would be even less fat in the dinner. When frying the pupusa, one should use an oil spray to reduce the oil used.

Recuerde que en el capítulo uno vimos al hombre de 145 libras, 5'5" que era moderadamente activo podía comer, 2,021 calorías por día. Si se volviera muy activo, podría comer 2.300 calorías por día. Eso significa que pasa de caminar 6.000 pasos por día a caminar 10.000 pasos. O pasa de hacer ejercicios fuertes una hora tres días a la semana a seis días a la semana. Si él duplica su ejercicio, solo puede comer 279 calorías extra. Mire nuevamente la imagen de esa típica dieta estadounidense. ¡Eso es 3.600 calorías! El ejercicio es esencial, pero una persona no puede ejercer su camino hacia una buena salud sin hacer cambios en su dieta.

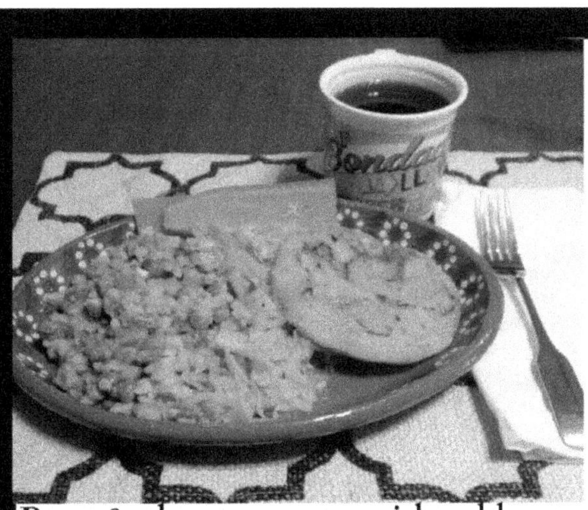

Bean & cheese pupusa with cabbage, rice & beans
Decaf coffee
Pupusa de queso y frijoles con curtido y casamiento
Cafe descafeinado

Este desayuno está hecho con huevos sin yemas, mantequilla de maní baja en grasa, jalea sin azúcar, queso requesón sin grasa y gofres y tostadas integrales.

La cena de pupusa es muy simple. Si la pupusa estuviera hecha con queso sin grasa, habría incluso menos grasa en la cena. Al freír la pupusa, uno debe usar un aceite en aerosol para reducir el aceite usado.

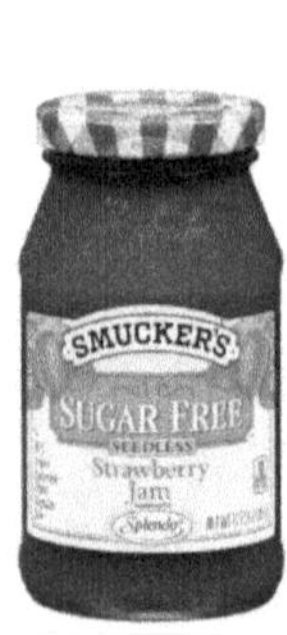
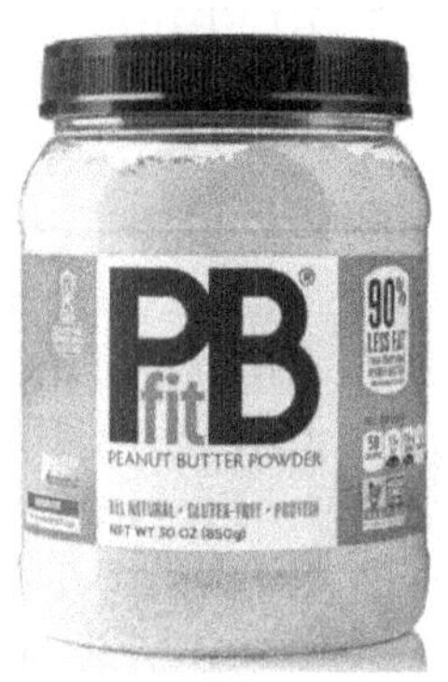
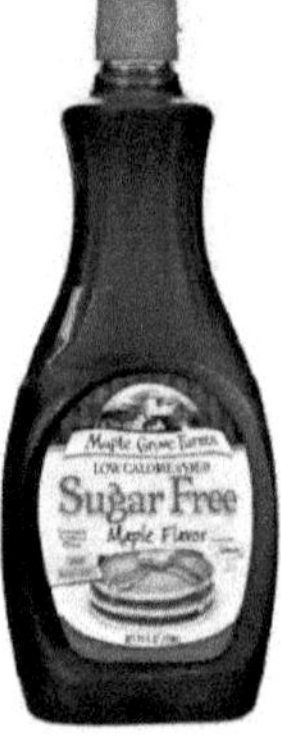
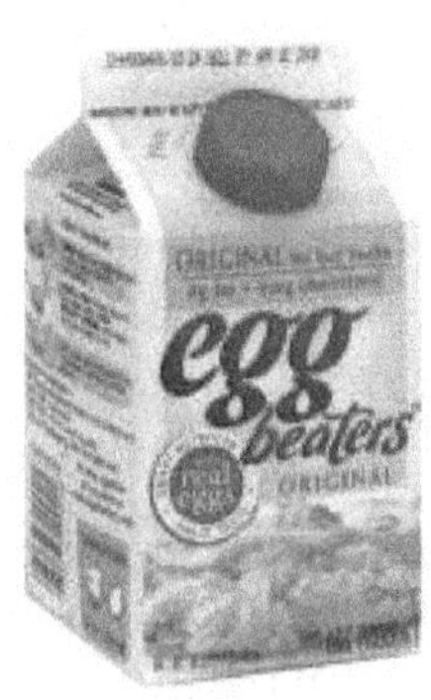

Food manufacturers are responding to a market that wants healthier options. There is sugar-free jam that can be put on toasted wheat bread with high fiber and eaten instead of a doughnut filled with sugar and fat. Regular peanut butter is a healthy choice but it is high calorie so if you like peanut butter as much as I do, you can buy a peanut-butter powder that has 80%-90% of the fat removed. Mix the powder with water and it makes a tasty paste for hotcakes or sandwiches. There is sugar free syrup for hotcakes. There are egg products without the yolks but added taste.

Read the nutrition labels and compare. Meat-eaters really need fiber in their diet and vegetarians need protein so look at the fiber and protein content and compare. Compare different brands of bread, tortillas and pasta. Those are basic staples in our diets and can make a big difference in our effort to stay healthy.

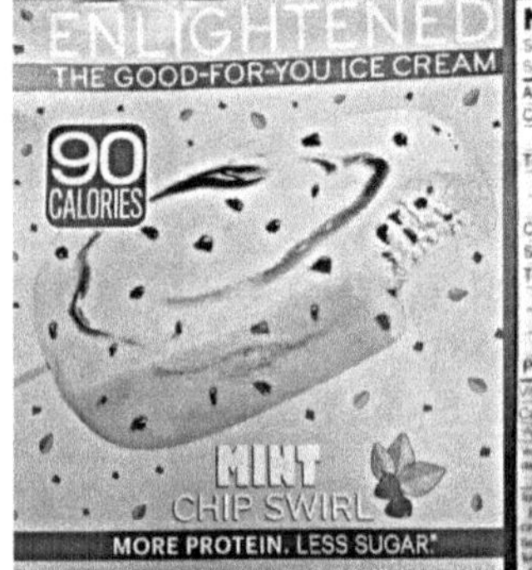

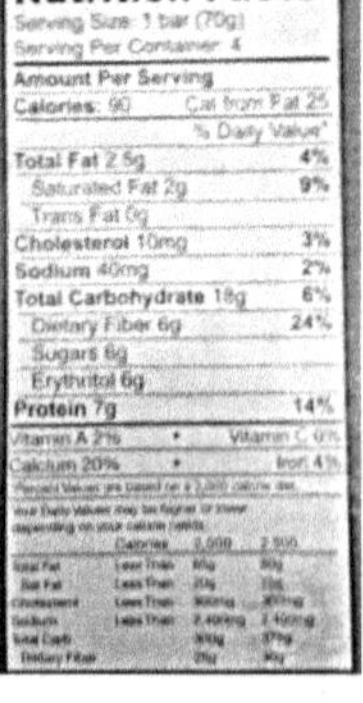

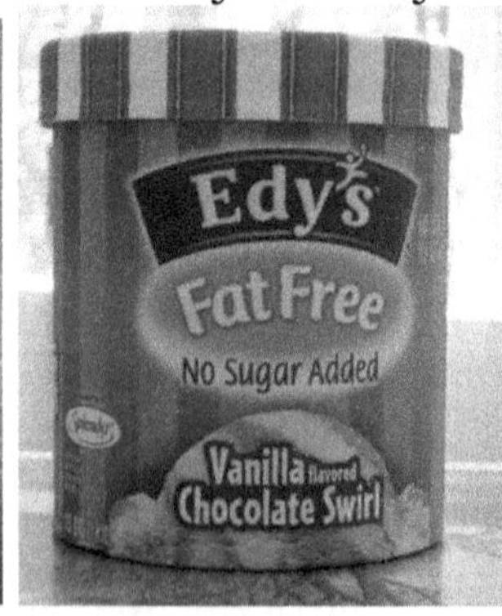

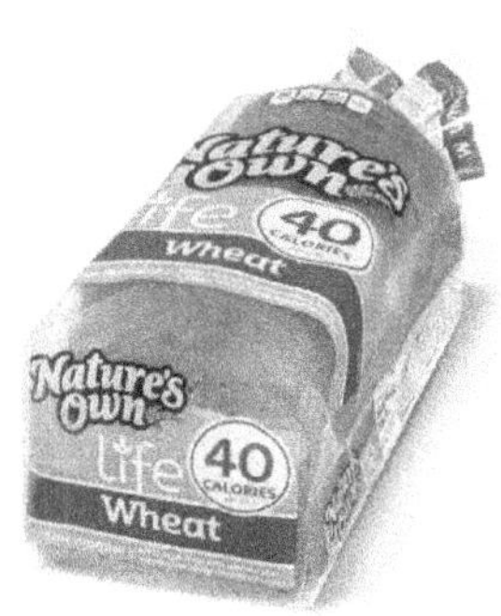

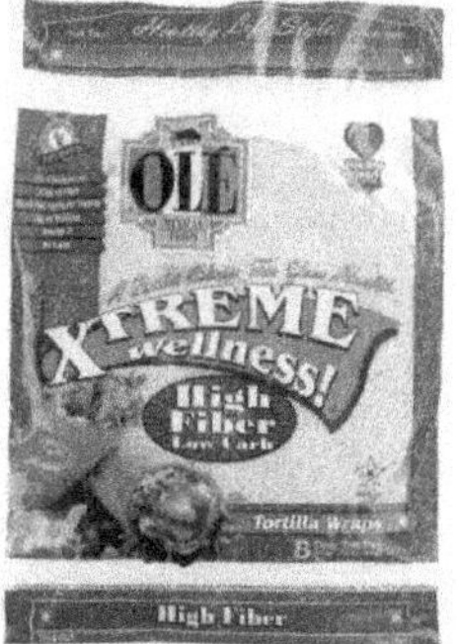

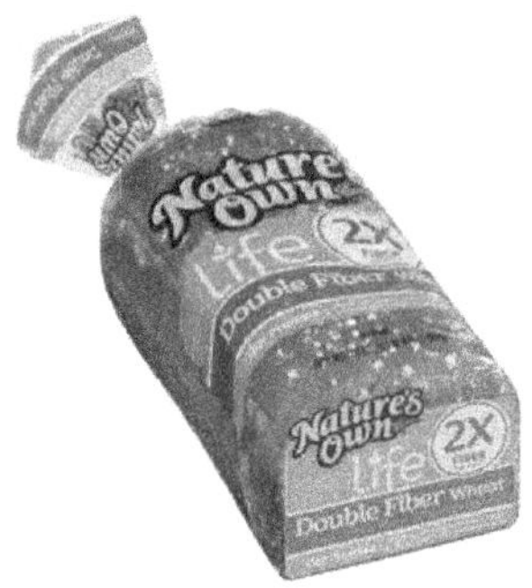

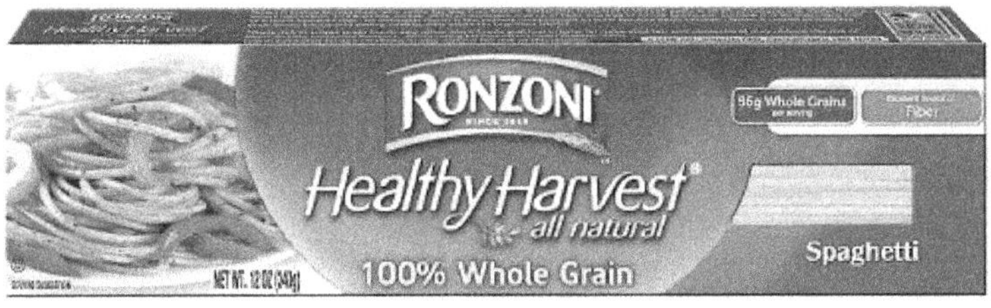

Los fabricantes de alimentos están respondiendo a un mercado que quiere opciones más saludables. Hay mermelada sin azúcar que se puede poner en pan de trigo tostado con alto contenido de fibra y se come en lugar de una dona llena de azúcar y grasa. La mantequilla de maní regular es una opción saludable pero alta en calorías así que si te gusta la mantequilla de maní tanto como yo, puedes comprar un polvo de manteca de maní que tiene un 80% -90% de la grasa eliminada. Mezcle el polvo con agua y haga una pasta sabrosa para hotcakes o sándwiches. Hay miel sin azúcar para los hotcakes. Hay productos de huevo sin las yemas pero con sabor añadido.

Lea las etiquetas de nutrición y compare. Los carnívoros realmente necesitan fibra en su dieta y los vegetarianos necesitan proteínas, así que fíjate en el contenido de fibra y proteína y compáralos. Compara diferentes marcas de pan, tortillas y pasta. Esos son alimentos básicos en nuestra dieta y pueden marcar una gran diferencia en nuestro esfuerzo por mantenernos saludables.

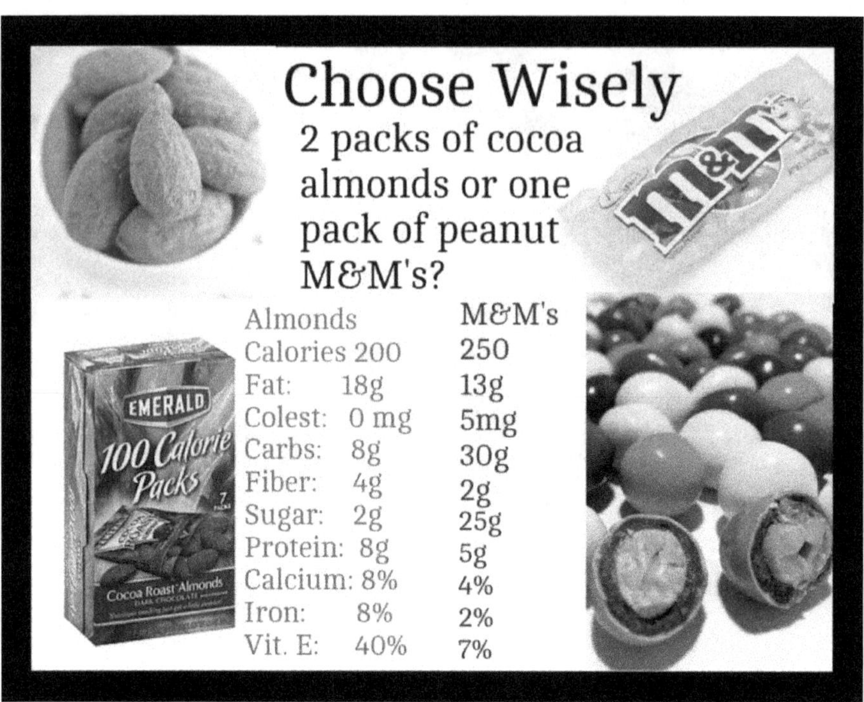

A healthy diet is not without snacks or deserts. There are some dietitians that are completely against snacking and some even promote only eating two meals a day. Studies are conflicted but the prevailing wisdom does seem to be against snacking. However snacks can still be eaten, those that do not eat in between meals simply need to eat their snacks after a meal. Nuts are a great snack. When they are eaten whole, studies have shown that only between 55%-75% of their calories are absorbed into the system.

Limiting the calories we eat to the recommended amount does not require us to go hungry when we learn how to prepare meals with low calorie options. This low-calorie breakfast has 16 grams of fiber and 50 grams of protein and is a full plate of food.

Quesadilla Breakfast

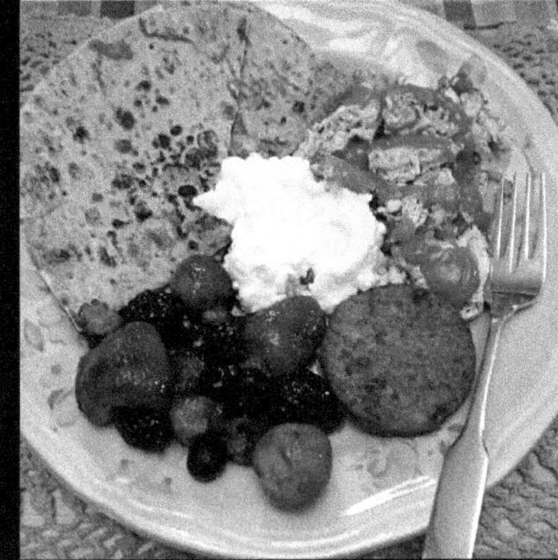

Cheese quesadilla, vege-sausage, eggbeaters, mixed berries, cottage cheese cooked on a cast iron grill.

420 calories, 43g carbs, 6g fat, 50g protien, 16g fiber, 10 g sugar

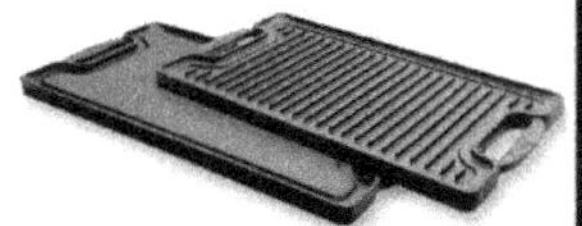

Una dieta saludable no es sin bocadillos o postres. Hay algunos dietistas que están completamente en contra de los bocadillos y algunos incluso promueven solo comer dos comidas al día. Los estudios están en conflicto, pero la sabiduría prevaleciente parece estar en contra de los bocadillos. Sin embargo, todavía se pueden comer bocadillos, los que no comen entre las comidas simplemente necesitan comer sus bocadillos después de una comida. Las nueces son una gran merienda. Cuando se comen enteros, los estudios han demostrado que solo entre el 55% -75% de sus calorías se absorben en el sistema.

Limitar las calorías que consumimos a la cantidad recomendada no requiere que tengamos hambre cuando aprendemos a preparar comidas con pocas calorías. Este desayuno bajo en calorías como 16 gramos de fibra y 50 gramos de proteína y es un plato lleno de comida.

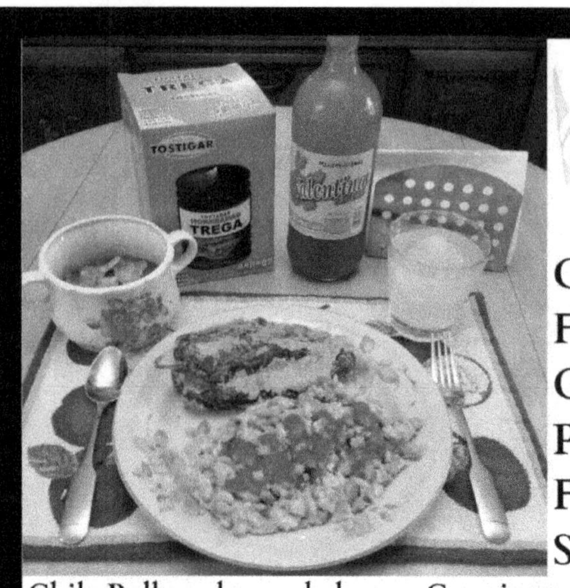

Chile Relleno hornedado con Casmiento y Sopa de tortilla
Baked stuffed pepper with beans, rice and tortilla soup

Portion control is an important part of keeping track how much we are eating. At first, this means measuring everything that we do not buy pre-packaged. However after some time we learn how much a tablespoon of peanut butter or a cup of rice looks like without having to measure each time we eat.   I have packaged crackers, dried fruit, nuts and other snacks in little plastic bags so that we are aware of how much we eat. It is easy sit down and eat a big bag of potato chips without realizing how much we are eating. I also keep sugar-free hard candy and sugar-free gum around so when I feel like snacking, I can chew on gum or suck on some hard candy.

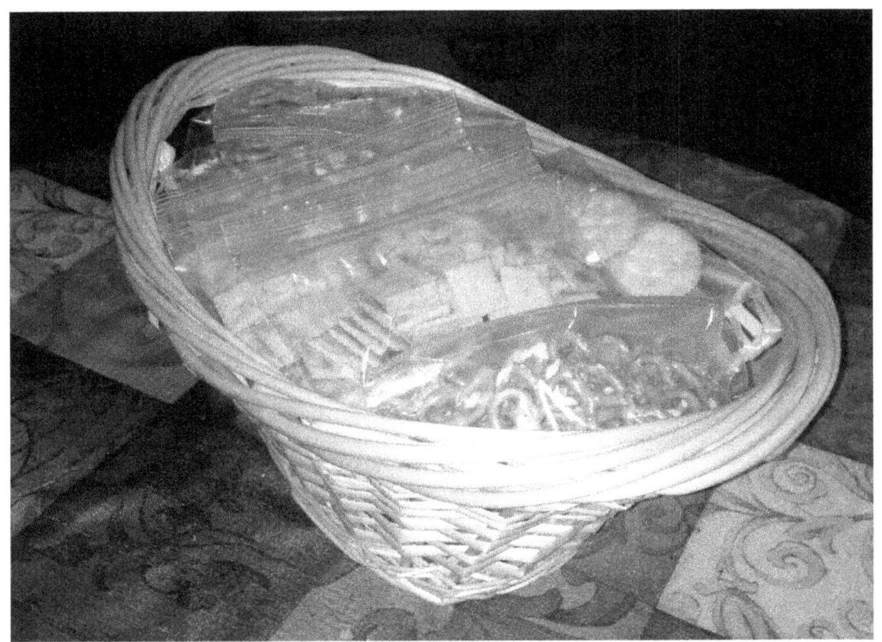

El control de porciones es una parte importante de llevar un registro de cuánto estamos comiendo. Al principio, esto significa medir todo lo que no compramos pre-empaquetado. Sin embargo, después de un tiempo, aprendemos cuánto se ve una cucharada de mantequilla de maní o una taza de arroz sin tener que medir cada vez que comemos. He empacado galletas saladas, frutas secas, nueces y otros aperitivos en pequeñas bolsas de plástico para que sepamos cuánto comemos. Es fácil sentarse y comer una gran bolsa de papas fritas sin darse cuenta de cuánto estamos comiendo. También conservo dulces duros sin azúcar y chicle sin azúcar, así que cuando tengo ganas de picar, puedo masticar chicle o chupar un dulce duro.

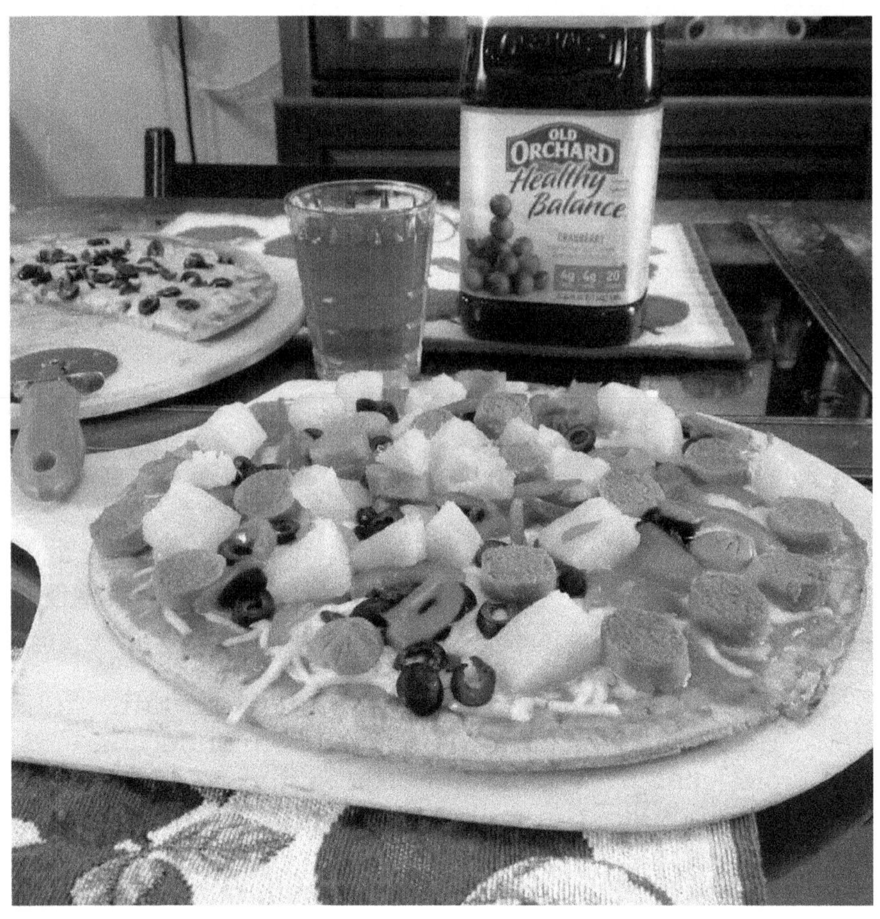

Those that are not used to eating healthy may not realize how many healthy options are available. Many people think that eating healthy means eating food that does not taste good. They joke that it is a diet of sticks and leaves. However the more a person learns and experients with cooking they learn the opposite is true. A healthy diet includes a wide variety of whole grains, fruits, vegetables, nuts and low-fat dairy products prepared in a variety of ways. Fish can add healthy fats and omega-3s for those that are not strict vegetarians. Many different meat substitutes are available in healthy options.

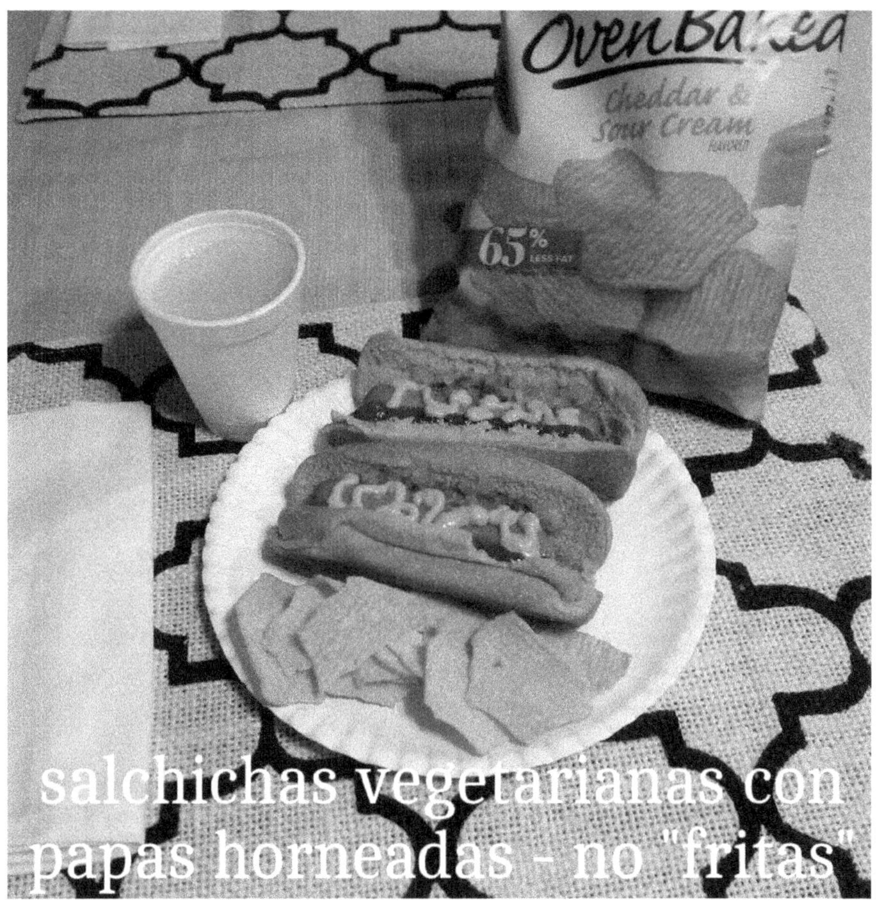

Aquellos que no están acostumbrados a comer saludablemente no se dan cuenta de cuántas opciones saludables hay disponibles. Muchas personas piensan que comer sano significa comer alimentos que no saben bien. Bromean que es una dieta de palos y hojas. Sin embargo, cuanto más aprenda una persona y experimente con la cocina, aprenderá que lo contrario es verdad. Una dieta saludable incluye una gran variedad de granos integrales, frutas, verduras, nueces y productos lácteos bajos en grasa preparados de diversas maneras. Los peces pueden agregar grasas saludables y omega-3 para aquellos que no son vegetarianos

Studies have shown that food delivery impacts meal satisfaction. That means the plates, forks, glasses, table, chairs, lighting, wall decorations, smell in the room and everything around us while we are eating impacts how much our meal sastisfies us. People eating in fast food restuaruants are not only eating food that is not healthy, they are eating more of it than people eating in a tradiitonal restuaruant with nice plates and furniture. We eat less when our food is more satisfying. People served the same food in a fancy restaurant will eat less of it than when they are served the same food in a fast food restaurant.

estrictos. Muchos sustitutos de carne diferentes están disponibles en opciones saludables.

Los estudios han demostrado que la entrega de alimentos afecta la satisfacción de las comidas. Eso significa que los platos, los tenedores, los vasos, la mesa, las sillas, la iluminación, las decoraciones de las paredes, el olor en la comedor y todo lo que nos rodea mientras comemos influye en lo mucho que nos sirve nuestra comida. Las personas que comen en restaurantes de comida rápida no solo comen alimentos que no son saludables, sino que comen más que las personas que comen en un restaurante tradicional con bonitos platos y muebles. Comemos menos cuando nuestra comida es más satisfactoria. Las personas que sirven la misma comida en un restaurante elegante comerán menos que cuando se les sirve la misma comida en un restaurante de comida rápida.

Chapter Three

Sleep

Sleep deprivation is one of the greatest public health concerns in western nations. Grown adults need between seven and nine hours of sleep. Studies have shown more than 1/3 of the population doesn't get enough. Lack of sleep is connected to obesity, diabetes, hypertension, weakened immune system and early death. Lack of sleep helps speed the spread of cancer. Sleep helps with metabolic change so lack of sleep impacts our metabolism which can cause weight gain.

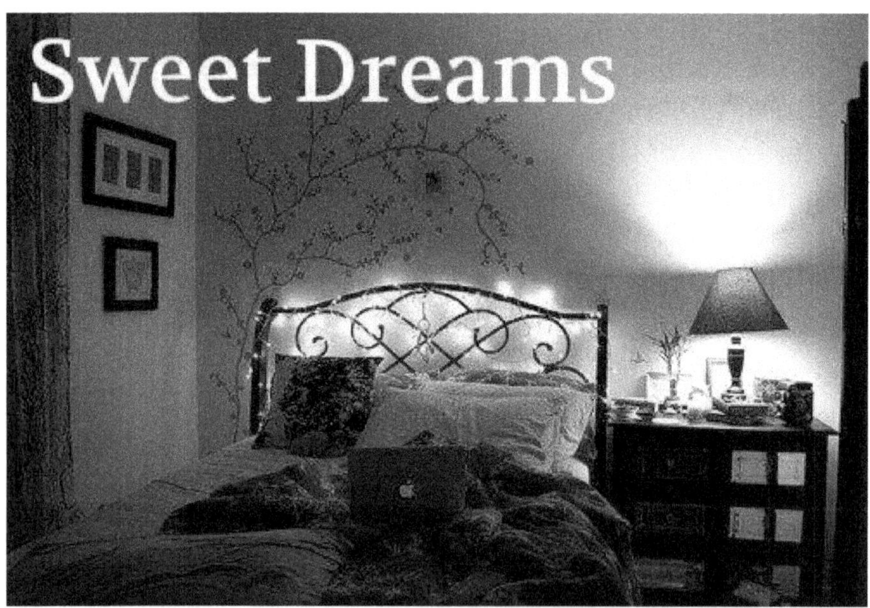

Early to bed, early to rise, makes a man healthy wealthy and wise. It is best to go to bed before midnight. The body has an internal clock and knows basically what time it should be resting. The sleep between 9:00 pm and midnight is the beauty sleep that helps us looking our best. Two hours of sleep before

Capitulo Tres

Dormir

La privación del sueño es una de las mayores preocupaciones de salud pública en las naciones occidentales. Los adultos necesitan entre siete y nueve horas de sueño. Los estudios han demostrado que más de 1/3 de la población no recibe suficiente. La falta de sueño está relacionada con la obesidad, la diabetes, la hipertensión, el sistema inmune debilitado y la muerte prematura. La falta de sueño ayuda a acelerar la propagación del cáncer. El sueño ayuda con el cambio metabólico, por lo que la falta de sueño afecta nuestro metabolismo, lo que puede causar aumento de peso.

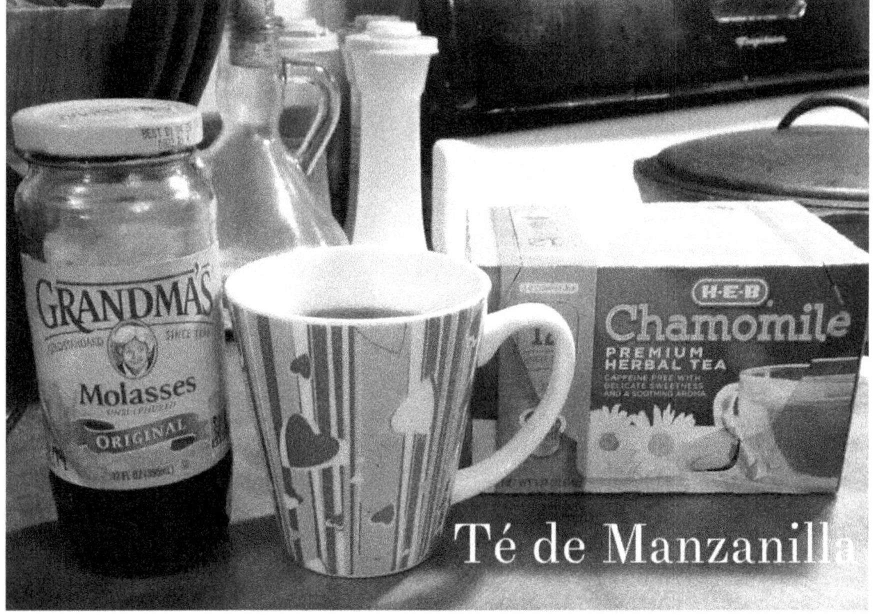

Temprano a la cama, al levantarse temprano, hace que un hombre sea rico y sabio. Lo mejor es irse a la cama antes de la medianoche. El cuerpo tiene un reloj interno y sabe básicamente a qué hora debería descansar.

midnight rests the body more than four hours of sleep after midnight. Sleeping in late isn't the answer. Getting to bed early is what is going to keep us healthy and looking our best.

Lack of sleep causes hormonal changes which have been shown to cause more hunger. People that don't sleep enough tend to find it harder to stay on a healthy diet. Lack of sleep impacts our memory and our ability to think. A 2003 study showed losing two hours of sleep at night had the same effect as drinking two or three beers. (Weinhouse) We can't think right, our metabolism isn't working right, we get sick and age prematurely.

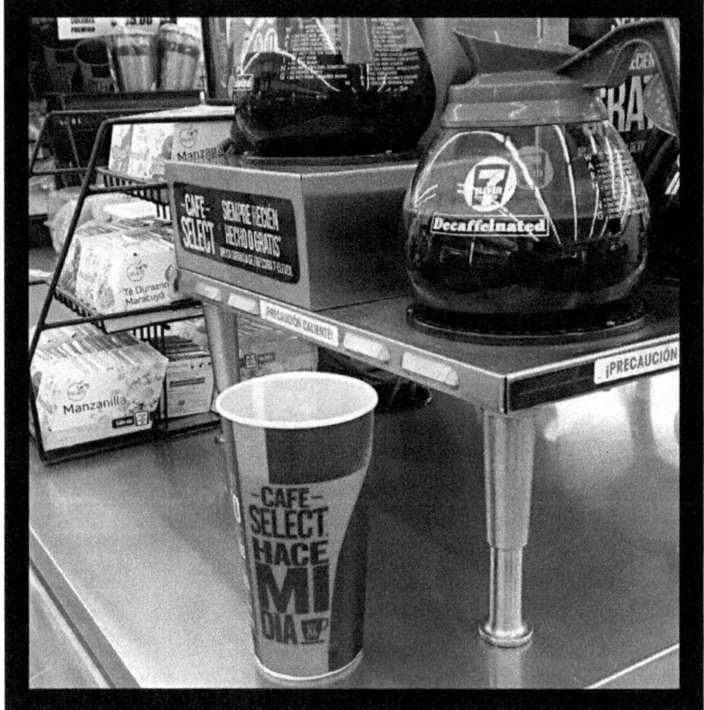

Caffeine has been shown to disturb sleep and also make a person react emotionally more during the day. Several alternatives are available. Postum is my favorite.

El sueño entre las 9:00 p.m. y la medianoche es el sueño de belleza que nos ayuda a lucir lo mejor posible. Dos horas de sueño antes de la medianoche hacen descansar al cuerpo más de cuatro horas de sueño después de la medianoche. Dormir tarde no es la respuesta. Acostarse temprano es lo que nos mantendrá sanos y luciendo lo mejor posible.

La falta de sueño causa cambios hormonales que se ha demostrado que causan más hambre. Las personas que no duermen lo suficiente tienden a tener más dificultades para seguir una dieta saludable. La falta de sueño afecta nuestra memoria y nuestra capacidad de pensar. Un estudio de 2003 mostró que perder dos horas de sueño por la noche tenía el mismo efecto que beber dos o tres cervezas. (Weinhouse) No podemos pensar bien, nuestro metabolismo no está funcionando bien, nos enfermamos y envejecemos prematuramente.

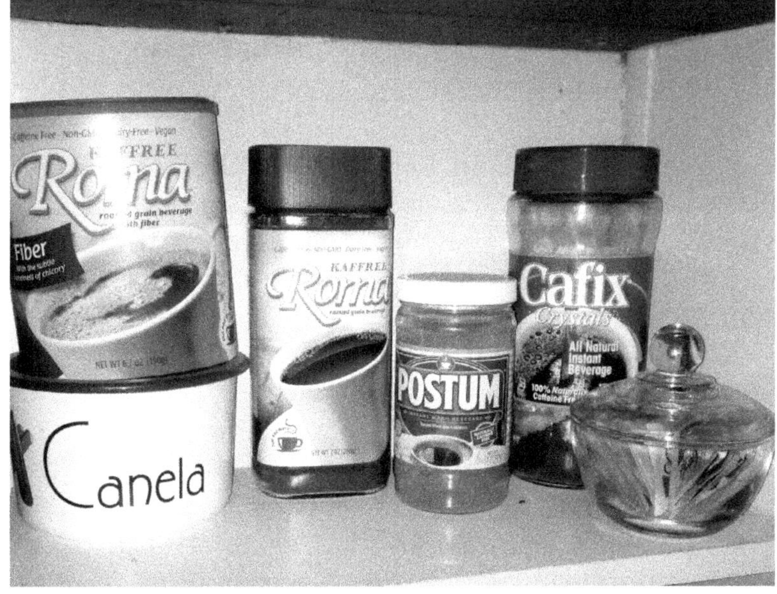

Se ha demostrado que la cafeína altera el sueño y también hace que una persona reaccione emocionalmente más durante el día. Hay muchas alternativas.

Chapter Four

Spiritual Health

Human health must be viewed from a whole perspective. The mental health impacts the physical and spiritual health just as the spiritual impacts the physical and mental being. So we cannot neglect to address the spiritual health.

Many people have been raised with religion and do not like what they have been exposed to. Many have been taught that God is an angry God or a distant and uncaring God or even a judgmental God. Only a small percentage of the population have been raised to believe in a loving God and many of them were raised in dysfunctional homes where their parents were unable to demonstrate the love of such a God.

Our spiritual beliefs are most personal and must be an individual matter. . In his classic book "The Road Less Traveled," Dr. Scott Peck wrote, "We must rebel against and reject the religion of our parents, for inevitably their world view will be narrower than that of which we are capable if we take full advantage of our personal experience and the experience of an additional generation of human history. There is no such thing as a good hand-me down religion. To be vital, to be the best of which we are capable, our religion must be a wholly personal one, forged entirely through the fire of our questioning and doubting in the crucible of our own experience of reality... So for mental health and spiritual growth we must develop our own personal religion and not rely on that of our parents."(p194-195)

Capitulo Cuatro

Salud Espiritual

La salud humana debe ser vista desde una perspectiva completa. La salud mental impacta la salud física y espiritual así como el espiritual impacta el ser físico y mental. Entonces no podemos descuidar el tratar la salud espiritual.

Muchas personas han crecido con religión y no les gusta a lo que han estado expuestos. A muchos se les ha enseñado que Dios es un Dios enojado o un Dios distante e indiferente o incluso un Dios crítico. Solo un pequeño porcentaje de la población se ha criado para creer en un Dios amoroso y muchos de ellos se criaron en hogares disfuncionales donde sus padres no pudieron demostrar el amor de un Dios así.

Nuestras creencias espirituales son muy personales y deben ser un asunto individual. En su libro clásico "The Road Less Traveled", el Dr. Scott Peck escribió: "Debemos rebelarnos y rechazar la religión de nuestros padres, porque inevitablemente su visión del mundo será más estrecha que la que somos capaces si aprovechamos al máximo" de nuestra experiencia personal y la experiencia de una generación adicional de la historia humana. No hay tal cosa como una buena religión heredado. Para ser vital, para ser lo mejor de lo que somos capaces, nuestra religión debe ser totalmente personal, forjada completamente a través del fuego de nuestro cuestionamiento y duda en el crisol de nuestra propia experiencia de la realidad… Así que para la salud mental y el crecimiento espiritual debemos desarrollar nuestra propia religión personal y no confiar en la de nuestros padres ". (p194-195).

Now that does not mean the each of us needs to make up our own religion or create some sort of god to worship. It means we each need to search out spiritual truth for ourselves and come into a relationship with God based on our personal journey. Jesus said, "Search the scriptures; for in them ye think ye have eternal life: and they are they which testify of Me." (John 5:39) Notice what Jesus was saying. He was telling the people to believe on Him because of what the scriptures say. The Old Testament has over 100 prophecies pointing to the Messiah. One, in the book of Daniel, even placed a timeline that identified the year Jesus would be baptized and the year He would die. So Jesus told the people to search the scriptures. That is the same as telling them to go on a spiritual journey.   His prediction was that if they searched the scriptures they would find Him. Jesus is Truth. Truth does not fear investigation. Quite the opposite! Truth welcomes investigation. So Jesus Himself was not telling the people to take His word alone that He was the Son of God. He was telling them to go on a spiritual journey and figure it out. Jesus knew that is necessary for each of us. We have to go on the journey and search for the truth.

I joined the Seventh-day Adventist church because I believe it is the church that most closely follows the Bible. The Adventist church is one of the few that do not teach a hand-me down religion – not even to their children. They do teach that the Bible is the inspired Word of God. However each member is taught to search the Bible for themselves and not to take the pastor's word, a teacher's word or even their parent's word for doctrinal truth.

Ahora eso no significa que cada uno de nosotros
necesite inventar su propia religión o crear algún tipo de
dios para adorar. Significa que todos debemos buscar la
verdad espiritual para nosotros mismos y establecer
una relación con Dios basada en nuestro viaje personal.
Jesús dijo: "Escudriñad las Escrituras; porque en ellos
creéis que tenéis la vida eterna; y ellos son los que dan
testimonio de mí. "(Juan 5:39) Note lo que Jesús estaba
diciendo. Estaba diciéndole a la gente que creyera en Él
por lo que dicen las Escrituras. El Antiguo Testamento
tiene más de 100 profecías que apuntan al Mesías. Uno,
en el libro de Daniel, incluso colocó una línea de tiempo
que identificaba el año en que Jesús sería bautizado y el
año en que moriría. Entonces Jesús le dijo a la gente
que escudriñara las Escrituras. Eso es lo mismo que
decirles que emprendan un viaje espiritual. Su
predicción fue que si buscaban en las escrituras lo
encontrarían. Jesús es la verdad. La verdad no teme a la
investigación. ¡Todo lo contrario! La verdad da la
bienvenida a la investigación. Así que Jesús mismo no
le estaba diciendo a la gente que solo asumiera su
palabra de que Él era el Hijo de Dios. Les estaba
diciendo que emprendieran un viaje espiritual y lo
resolvieran. Jesús sabía que eso es necesario para cada
uno de nosotros. Tenemos que seguir el camino y
buscar la verdad.

Me uní a la Iglesia Adventista del Séptimo Día
porque creo que es la iglesia la que más sigue la Biblia.
La iglesia adventista es una de las pocas que no enseña
una religión heredada, ni siquiera a sus hijos. Ellos
enseñan que la Biblia es la Palabra de Dios inspirada.
Sin embargo, a cada miembro se le enseña a buscar la
Biblia por sí mismos y no a tomar la palabra del pastor,
la palabra de un maestro o incluso la palabra de sus
padres para la verdad doctrinal.

How do we know the Bible is true? For some people, that is part of the spiritual journey they must go on. As human history unfolds, there is constantly new information being discovered that lends credibility to the Bible. The discovery of the Dead Sea Scrolls in 1948 was a major discovery that created huge amounts of evidence to believe the Bible is the inspired Word of God. There are many religions in the world and diligent students will search to find the truth. In my search, I concluded that no other religion in the world has the historical evidence that is so convincing as the Bible.

This small book is about our health and not intended to give proof that the Bible is the Word of God. For those that hunger for knowledge and are determined to search out the truth, I encourage them to read the book "The Case for the Resurrection of Jesus" by Gary R. Habermas and Michael R. Licona.

Within Christianity the believer is invited to have a relationship with God. It is not just about believing a set of beliefs regarding what is right and what is wrong. This relationship is created by spending time with God. This is achieved principally by reading the Bible and praying although fellowship with other believers is also an important part of it.

God's chosen method to communicate with humans is through the written word. He could have had the rocks talk to us but He chose the written word. Studies have shown how beneficial reading is. Every area of the brain is used when we are reading. It increases our reasoning ability, makes us mentally alert and increases our language skills. All of those are important for a spiritual life. Reading accomplishes these much better than just listening, even listening to music.

¿Cómo sabemos que la Biblia es verdadera? Para algunas personas, eso es parte del viaje espiritual que deben seguir. A medida que la historia humana se desarrolla, constantemente se descubre nueva información que otorga credibilidad a la Biblia. El descubrimiento de los Rollos del Mar Muerto en 1948 fue un gran descubrimiento que creó enormes cantidades de evidencia para creer que la Biblia es la Palabra de Dios inspirada. Hay muchas religiones en el mundo y los estudiantes diligentes buscarán encontrar la verdad. En mi búsqueda, concluí que ninguna otra religión en el mundo tiene la evidencia histórica que es tan convincente como la Biblia.

Este pequeño libro trata sobre nuestra salud y no pretende dar prueba de que la Biblia es la Palabra de Dios. Para aquellos que tienen hambre de conocimiento y están decididos a buscar la verdad, los animo a leer el libro "The Case for the Resurrection of Jesus" por Gary R. Habermas y Michael R. Licona.

Dentro del cristianismo, se invita al creyente a tener una relación con Dios. No se trata solo de creer un conjunto de creencias con respecto a lo que es correcto y lo que está mal. Esta relación se crea al pasar tiempo con Dios. Esto se logra principalmente leyendo la Biblia y orando, aunque el compañerismo con otros creyentes también es una parte importante de ello.

El método elegido por Dios para comunicarse con los humanos es a través de la palabra escrita. Pudo haber tenido las rocas hablar con nosotros, pero eligió la palabra escrita. Los estudios han demostrado cuán beneficiosa es la lectura. Cada área del cerebro se usa cuando estamos leyendo. Aumenta nuestra capacidad de razonamiento, nos hace mentalmente alerta y aumenta nuestras habilidades lingüísticas. Todos esos son importantes para una vida espiritual. La lectura logra esto mucho mejor que solo escuchar, incluso escuchar música.

So this relationship involves the believer reading the Word of God. One can just open the Bible and start reading and if that is the approach taken, I suggest starting in the gospel of John. There are many Bible study guides made available but it is always helpful to know who publishes the guide because their perspective of Bible understanding is often put into the guide. That isn't necessarily a bad thing but we should have our eyes open when using such guides. For the most part, many Bible study guides are very helpful.

Prayer is time we spend talking to God. Of course God already knows everything. The exercise of prayer allows us to pour out our spirit to Him. This draws us closer to Him which is a necessary part of having a relationship with Him.

Prayer also fortifies our minds to resist temptation and live out the love of God more fully in our lives. When we are struggling with a temptation, we can take that to God in prayer. Not only can we ask for victory, but in prayer we can play a mental image of us being tempted and resisting the temptation. The more and more we imagine gaining the victory while we are in prayer, the more we will have the victory in real life when we are not praying.

Entonces esta relación involucra al creyente leyendo la Palabra de Dios. Uno puede simplemente abrir la Biblia y comenzar a leer, y si ese es el enfoque adoptado, sugiero comenzar por el evangelio de Juan. Hay muchas guías de estudio bíblico disponibles, pero siempre es útil saber quién publica la guía porque su perspectiva de la comprensión de la Biblia a menudo se incluye en la guía. Eso no es necesariamente algo malo, pero deberíamos tener nuestros ojos abiertos cuando usemos tales guías. En su mayor parte, muchas guías de estudio de la Biblia son muy útiles.

La oración es el tiempo que pasamos hablando con Dios. Por supuesto, Dios ya sabe todo. El ejercicio de la oración nos permite derramar nuestro espíritu hacia él. Esto nos acerca a Él, que es una parte necesaria de tener una relación con él.

La oración también fortalece nuestras mentes para resistir la tentación y vivir el amor de Dios más plenamente en nuestras vidas. Cuando estamos luchando con una tentación, podemos llevar eso a Dios en oración. No solo podemos pedir la victoria, sino que en la oración podemos jugar una imagen mental de que somos tentados y resistimos a la tentación. Mientras más y más imaginamos obtener la victoria mientras estamos en oración, más tendremos la victoria en la vida real cuando no estamos orando

Bibliography

Weinhouse, Beth (n.d.) *America's Sleep Crisis Is Making Us Sick, Fat, and Stupid. But There's Hope.* Retrieved from www.rd.com

Other books written by this author:
- Peculiar Christianity – The Difference A Loving God Makes in Daily Life
- The Christian Manager – A Call To Ministry
- The Father I Never Had - An Autobiography
- Marriage & Divorce – When Dreams Go Wrong
- Is That Right? – A Discussion Guide for Teens and Tweens
- A Christian's Hanukkah – A Celebration of Miracles
- A Dictionary of Blessings: Living an Attitude of Gratitude

Available on Amazon.com

<u>About the author</u> (Información sobre el autor)

Shane Linder is graduate student, studying at the Universidad de Montemorelos, Mexico for a master's degree in Christian Family Counseling. He earned his bachelor degree in construction management after serving in the US Army Engineer Regiment in Panama. He has served in his religious denomination as a church elder, deacon, men's ministry director and in children's ministries. His passion is helping families and those struggling with addictive, obsessive and compulsive disorders. He serves his church community as an avocation and works in commercial building construction as a professional manager. He has volunteered as a construction missionary in the US, El Salvador and Mexico.

Shane Linder es estudiante de posgrado y estudia en la Universidad de Montemorelos, México, para obtener una maestría en Relaciones Familiares. Obtuvo su licenciatura en Administración de Empresas especializada en Construcción después de servir en el Regimiento de Ingenieros del Ejército de EE. UU. en Panamá. Él ha servido en su denominación religiosa como anciano de iglesia, diácono, director de ministerio de hombres y en ministerios de niños. Su pasión es ayudar a las familias y aquellos que luchan con trastornos adictivos, obsesivos y compulsivos. Él sirve a su comunidad de la iglesia como una vocación y trabaja en la construcción de edificios comerciales como gerente profesional. Se ha ofrecido como misionero de construcción en los Estados Unidos, El Salvador y México.

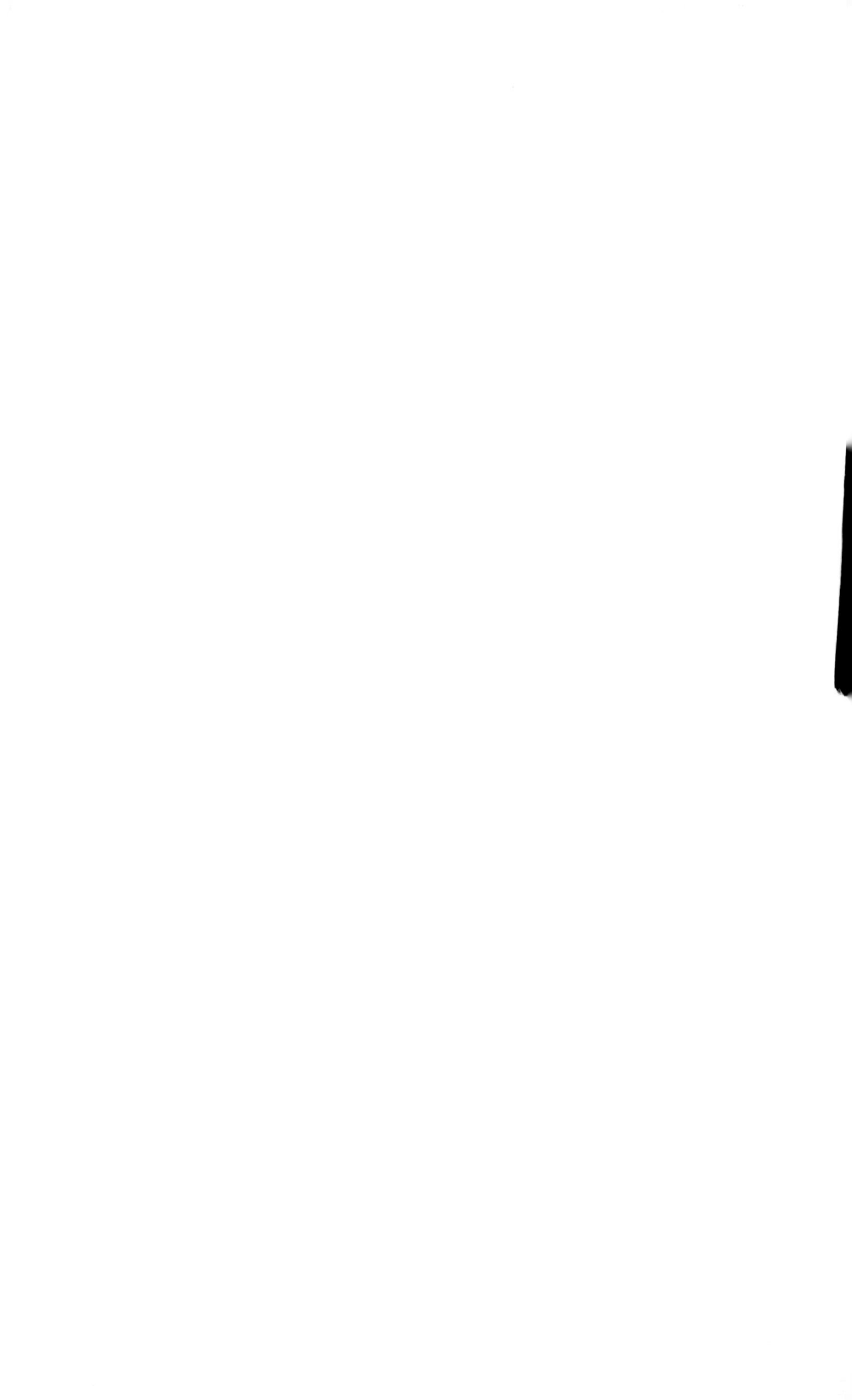